L'Anticholérique,

OU

Le Médecin malgré lui

ET MALGRÉ

LA FACULTÉ DE MÉDECINE.

PRIX : 60 CENTIMES.

A PARIS,

Se vend chez les Marchands de Nouveautés.

1833.

L'ANTICHOLÉRIQUE,

ou

LE MÉDECIN MALGRÉ LUI

ET MALGRÉ

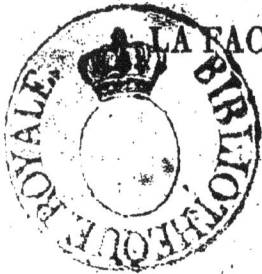

LA FACULTÉ DE MÉDECINE.

(Finis coronat opus.)

Ce titre n'est point hasardé : j'ai, pour le justifier sous ses divers rapports, et le témoignage des cholériques que j'ai guéris, et mon désaveu si souvent répété de toute prétention à la qualification de médecin, et le jugement de condamnation du 19 janvier 1833, provoqué contre moi, par MM. les membres de l'Académie royale de médecine, pour avoir exercé sans autorisation.

Je n'ai donc à combattre que le motif de

l'arrêt qui, du reste, ne contient d'autre re-
proche que le manque d'un diplôme; d'où
l'on peut conclure qu'il approuve implicite-
ment la conduite que j'ai tenue dans les secours d'urgence apportés aux malades frappés
de choléra-morbus, ce qui me constitue suffi-
samment *médecin-marron* (1). Désormais, je ne
pourrai plus m'en défendre, puisque me voilà
bréveté par jugement; et quand bien même je
voudrais profiter des ressources qu'offre ma
profession licite, je ne pourrais me déguiser
aux yeux de mes nouveaux confrères; teintu-
rier, suivant patente, j'aurais beau me plonger
dans une de mes cuves aux mordans les plus
caustiques, et, comme un autre Protée, chan-
ger de couleur chaque jour, l'envie scolasti-
que, au regard pénétrant, me découvrirait
bientôt; car ne pouvant s'attribuer le premier
succès obtenu contre un futur choléra, elle
m'en accuserait nécessairement; et, quel que
fût mon déguisement, l'expédition de la sentence du 19 janvier à la main, elle invoquerait
encore l'application des peines plus graves in-

(1) Si je m'écrie avec Sganarelle, *medicus sum !* le
lecteur sentira qu'ici je ne parle pas plus sérieusement que
ce personnage de Molière.

fligées par le Code, dans le cas de la récidive.

Ne pourrais-je, après tout, servir l'humanité, sans manquer au respect dû à la chose jugée? Me faudrait-il craindre une nouvelle condamnation à chaque fois que j'aurais le bonheur de rappeler à la vie l'un de mes concitoyens? Si je laisse à ma conscience de résoudre ces questions, elle me redit cette maxime : que si la lettre tue, l'esprit vivifie : en conséquence, je me montrerai sans aucun masque, tel que la nature m'a créé, serviable et même généreux.

Afin de repousser toute mauvaise interprétation, je crois devoir entrer dans les développemens nécessaires pour que le public apprécie le véritable esprit de ma défense et l'injuste provocation de mes adversaires. Je ferai la part convenable à qui de droit, en disant que le tribunal ne m'a blâmé que pour la forme et non pas, à coup sûr, pour les services incontestables que j'ai rendus ; que l'auditoire a manifesté des sentimens qui m'ont grandement consolé de la condamnation surprise à la religion du juge. Je prouverai que la rivalité seule, convaincue d'ignorance, a pu arguer du maintien des réglemens de l'École,

pour prêter des intentions sordides ou orgueil-
leuses à celui qui, dans la joie de son cœur,
se glorifie des nombreux succès qu'elle ne
saurait nier, et qu'elle cherche, aujourd'hui
comme toujours, à céler son incapacité, en
calomniant les actions les plus louables.

En effet, combien de fois l'autorité n'a-t-elle
pas été trompée par les faux rapports des com-
missaires et syndics d'une assemblée de savans
et d'un corps de métier sur le chef-d'œuvre
d'un homme de génie ou d'un inventeur qui
n'était pas sorti de son sein ! L'amour-propre,
qui ne pardonne point, a souvent comprimé
l'essor d'un beau talent, ou fait ordonner la
destruction d'une machine utile, parce que le
nouveau candidat et le savant ouvrier eussent
fait la honte de leurs prétendus maîtres. Si
cette fatale influence de la stupide jalousie ne
portait encore que sur le retardement du pro-
grès des beaux-arts, des sciences et de l'indus-
trie, on attendrait de circonstances plus favo-
rables, la reproduction de ces merveilles tem-
porairement anéanties ; mais quand l'existence
de la société se trouve menacée de sa destruction par le plus terrible des fléaux, *le choléra-
morbus,* et qu'il se présente un homme qui

peut l'en délivrer au moyen d'un remède facile, prompt et certain ; quand on a acquis la
preuve de l'efficacité de ce remède ; que cette
preuve est juridique, puisqu'elle résulte d'une
enquête sévère qui a eu lieu à l'occasion de
l'affaire dont il s'agit ; quand l'homme généreux qui l'administre, ne demande aucun sa-
laire, et qu'il a constamment refusé toute espèce de gratification, comment expliquer que
ses détracteurs aient obtenu contre lui une
sentence qui le punit du bien qu'il a fait avec
tant de zèle et de désintéressement, et lui inter-
dise la distribution, même gratuite, d'un remède infaillible ?

La réponse à cette objection peut être puisée
dans le récit d'un fait historique que je vais
rappeler ici ; fait si extraordinaire qu'il n'a
cessé de me paraître fabuleux que depuis mon
aventure :

« Une reine d'Espagne, qu'accompagnait à
la promenade son royal époux, montait un
coursier qui, sans respect pour son noble far-
deau, l'emporta loin du cortège et s'en serait
complètement déchargé si l'un des pieds de la
princesse retenu dans l'étrier, ne l'eut suspen-
due aux flancs de l'animal ; elle ne dut son

salut qu'à la présence d'esprit de deux gentils-
hommes de sa cour qui se précipitèrent spon-
tanément sur les traces du cheval indocile,
l'atteignirent, et furent assez prompts et assez
adroits pour la dérober au danger d'une mort
qui semblait inévitable; ils n'avaient pas songé,
les imprudens, que la singulière position, suite
forcée de cette culbute, devait mettre à dé-
couvert ses charmes les plus secrets, et que,
malgré l'à-propos du service qu'ils allaient rendre, ils encourraient la peine capitale qui fut
effectivement prononcée contre eux. »

Tout ainsi que ces bouillans cavaliers, je
n'ai consulté que mon cœur dans les circonstances impérieuses qui réclamaient mes soins
les plus prompts. La position non moins
effrayante d'un cholérique que celle de cette
reine, ne permettait aucun retardement; et
c'est cependant pour avoir suivi l'impulsion
d'un devoir dicté par la nature en émoi, que
nous tous nous avons été condamnés!.. Si ce
rapprochement n'offre pas de similitude dans
les faits, du moins l'analogie d'intention et de
punition des prétendus coupables, le rend tel-
lement sensible, qu'on ne peut être étonné
que du résultat des poursuites intentées con-

tr'eux, pour prix de leur dévouement; il faut
dire néanmoins que les deux espagnols, à la
recommandation de celle qui leur avait obli-
gation de la vie, en furent quittes pour la
peur, tandis qu'à mon égard, la sentence a été
exécutée !

Ne devrait-on pas craindre, en bonne lo-
gique, que l'inconvenance de semblables ar-
rêts, pour ne pas dire plus, n'empêchât
non-seulement l'accomplissement d'une action
vertueuse, mais encore des devoirs commandés
en mille occasions imprévues, comme dans cet
exemple que me fournit de nouveau l'histoire
espagnole. Elle nous apprend qu'un chambel-
lan, mémoratif sans doute de la condamnation
à mort des deux cavaliers ses compatriotes, se
garda bien d'éteindre le feu qui venait de pren-
dre, en sa présence, dans la douillette empa-
quetant son roi paralysé, de crainte d'être
puni pour avoir empiété sur les fonctions d'un
valet-de-chambre *ad hoc*; il fut donc à la re-
cherche de ce dernier qui n'arriva auprès de
sa majesté, que pour être témoin de son entière déconfiture : *ab uno disce omnes !*

On a vingt-quatre heures, dit-on, pour
maudire ses juges, et l'on m'objectera peut-

être que j'abuse de la permission, en faisant ressortir par les citations de cet écrit, l'inconséquence du jugement dont je me plains. Dans l'intérêt de la Société autant que dans mon intérêt propre, et rassuré par ma conscience, je ne dois taire aucun des reproches et des raisonnemens qui peuvent servir un jour à éclairer la justice dans une cause analogue.

Certes, je conviendrai facilement que tout bon citoyen doit se conformer à la nécessité d'exécution des réglemens qui le protègent : j'accorderai conséquemment, en retour de cette protection, les sacrifices pécuniaires et d'ordre public qu'ils exigent, puisqu'ils sont justifiés par le bénéfice que l'on en retire. Ces réglemens sont une espèce de contrat synal-lagmatique entre le gouvernant qui les impose, et le gouverné qui s'y soumet : il en résulte donc des obligations réciproques. Mais si, dans cette cause, ils commandaient aux agens de l'autorité de connaître du danger de mes moyens curatifs et des profits illicites qui leur étaient dénoncés, ils prescrivaient en même temps de s'enquérir de leur vertu et de mon désintéressement : l'on me répondra que cette enquête a eu lieu, je le sais ; mais ce que je sais aussi et ce que je ne puis comprendre et ce que personne ne comprendra, c'est que, malgré la déclaration unanime de tous les cholériques que j'ai traités et guéris, sans aucune rétribution, on n'en a pas moins passé outre à ma condamnation : mes lecteurs partageront encore bien plus mon étonnement quand ils connaîtront les antécédens que je crois devoir leur rappporter.

Et d'abord, une saisie de mes papiers fut faite à mon domicile, le 22 avril 1832, sur la provocation de quelques membres de la Faculté de médecine, par M. le Commissaire de police de mon quartier. Parmi ces papiers, il s'y trouvait nombre de certificats attestant la reconnaissance des malades à qui j'avais rendu la santé. Leurs noms et leurs adresses furent dès-lors connus de l'autorité ; et plus tard, le 17 septembre, encouragé par M. le Ministre du commerce qui, en réponse à ma lettre du 21 juillet précédent, « *m'invitait à* » *lui transmettre la recette de mon procédé,* » je repris le cours des visites que la saisie de mes papiers m'avait fait suspendre. Je l'en instruisis bientôt après, en ajoutant à la liste première, celle des nouveaux cholériques que j'avais également sauvés. Cette correspondance très-honorable pour moi, qui s'établit, au nom du Ministre, entre M. Hély-d'Oissel, vice-président du Conseil de santé et l'Exposant, prouve assez que je ne m'enveloppais pas des ombres du mystère.

J'avais constamment usé de la même franchise avec les autorités secondaires, qui ne m'ont jamais prêté une oreille favorable : je ne m'offenserai cependant point de ce que l'on ait voulu entendre de la bouche même de mes malades la déclaration verbale consignée dans leurs certificats ; ce qui seul me paraît inconvenant, c'est qu'après des témoignages aussi concordans et aussi répétés, qui auraient dû me valoir quelques félicitations, l'on ait continué des poursuites qu'aucun aveu contraire à la loyauté de ma conduite, ne pouvait justifier. Les bonnes œuvres, je le répète, ne portent pas toujours leur récompense.

Mais si je me plains amèrement de l'inconvenance de ma condamnation, je dois plutôt l'attribuer à l'acharnement à me poursuivre de MM. les Membres de la Faculté, qu'à la rigueur de mes juges. Si mes rivaux se sont vengés de mes succès, en m'accusant devant un tribunal conservateur par essence des formalités voulues par la loi, pour les avoir humainement enfreintes, je vais les poursuivre à mon tour devant le tribunal de l'opinion publique.

Un intérêt philantropique serait-il le mobile de leur surveillance rigoureuse, à l'effet d'empêcher que des charlatans n'abusassent de la crédulité d'une classe de citoyens peu éclairés ? Non ; ils les laissent paisiblement débiter leurs drogues, sans s'inquiéter des graves inconvéniens qu'elles peuvent entraîner. Eh ! pourquoi ? C'est qu'ils ne craignent pas la concurrence de ces marchands d'orviétan qu'ils savent ne pouvoir séduire que la portion du peuple la plus indigente, et qui, par conséquent, ne peut payer leurs visites. Tout, en m'honorant de leur mépris, ils m'ont si fréquemment trouvé sur leur route, qu'il leur a été facile de me bien connaître et d'apprendre que les effets salutaires de mon simple traitement, bientôt appréciés par toutes les classes de la société, contrarieraient trop évidemment leur funeste apprentissage et diminueraient leurs profits : *inde iræ !* J'ai donc, à leurs yeux, le tort impardonnable d'appauvrir leurs hautes réputations ; car il n'est déjà

que trop connu du public que le systéme de
guérison du choléra , si divergent entre les plus
célèbres médecins , a eu les résultats les plus
funestes. On n'a point oublié l'effrayant con-
cours des voitures surchargées de débris hu-
mains qui , de tous les points de la capitale ,
se rendaient au Longchamp funèbre , et me-
naçaient le spectateur, de la journée du lende-
main ! ! ! Et comme si les nombreux témoins
des scènes épouvantables de cette époque ne
suffisaient pas pour les attester , le *Moniteur*
a pris soin de les reproduire dans son rapport
journalier, en y ajoutant un tableau de com-
paraison qui a fait connaître , dans tous les
lieux , et le nombre des malades atteints du
choléra et celui de ses victimes. Ce rapprochement est le plus sanglant affront que l'on
puisse faire à nos modernes Esculapes qui ,
pendant le règne de l'épidémie , se sont mon-
trés bien au-dessous de leurs prédécesseurs si
cavalièrement tournés en ridicule par le père
de notre comédie. Néanmoins , je déclare sans
arrière-pensée , que je suis moralement convaincu de la probité de chacun d'eux , sans
même en excepter mes adversaires , et je
m'empresserais plus volontiers encore de ren-

dre hommage à leurs bonnes intentions , si je
ne craignais qu'on ne m'accusât de renchérir
sur les sarcasmes de Molière, en leur ôtant,
par cette justice même, tout moyen de s'excu-
ser. Pour dernière preuve de ma sincérité , et
les tirer du mauvais pas où ils se sont engagés,
je leur conseille d'abandonner leurs perni-
cieux systèmes et de suivre mon heureuse méthode.

Halte-là , docteur Sangrado, s'écrieront mes
antagonistes ; nous vous prenons la main dans
le sac. Jusqu'à présent vous vous étiez défendu
d'avoir exercé la médecine , et voilà que vous
en faites l'aveu : donc , le tribunal qui vous a
condamné comme *médecin intrus*, vous a rendu
une justice que nous avions raison de poursuivre, et contre laquelle votre conscience vous
défend de réclamer.

J'accepte l'imputation de ce titre, Messieurs;
mais il vous faut , avec moi, en admettre toutes les conséquences ; et le jugement , qui ne
m'a accordé la qualité de médecin qu'à votre
sollicitation , me vaudra peut-être un jour
beaucoup mieux qu'un diplôme , dans le cas
où le ciel en courroux empoisonnerait une se-
conde fois notre atmosphère des miasmes mor-

bifiques du choléra-morbus. Sur ce , et sur la bonne opinion que vous avez de vos mérites , je vous devrais presque des remerciemens , puisque vous me faites marcher de pair avec vous.

Allons, soyez de bonne foi , mes doctes confrères , et vous serez forcés de convenir que , en dépit de l'étude approfondie des sciences spéculatives , nous devons bien souvent à des cas fortuits la solution qui se refuse à notre sagacité , et que cherchèrent inutilement des académiciens de toutes les écoles et de toutes les époques. L'éclair qui nous montre le précipice et nous le fait éviter, sort parfois du nuage le plus obscur; Esculape lui-même , demi-dieu qu'il était , n'avait pas su découvrir la vaccine ; l'usage du quinquina nous fut enseigné par un jésuite , et ne l'eût peut-être pas été par un Hippocrate. Sans évoquer les ombres des docteurs de l'antiquité , qui , soit dit en passant , ne nous sont connus que très-imparfaitement , ou bien que leurs prôneurs comprennent fort mal , jetons les yeux autour de nous , et nous trouverons parmi nos contemporains , dans notre cité même , la confirmation de ce que j'avance. Je citerai M. Da-

cheux, ancien marin, si recommandable par
les nombreux services qu'il a rendus, et qu'il
rend encore chaque jour, à l'humanité : ex-
cellent plongeur, il nous étonnera moins pour
avoir retiré du fond des eaux des centaines
d'asphixiés que pour les avoir rappelés à la
vie. Ce généreux citoyen, qui n'entra jamais,
comme élève, dans l'enceinte d'aucun am-
phithéâtre de la Faculté, n'a pû devoir ses
succès aux leçons qu'on y donne ; ils sont
le fruit de sa raison éclairée par la seule ré-
flexion et du courage sans exemple qu'il a eu
de poser sa bouche sur les lèvres cadavéreuses
de l'asphyxié, afin de lui communiquer, de
son souffle, une portion de sa propre existence!... Ce ne fut que long-temps après ce
mode de résurrection qu'il se servit d'une
pompe régénératrice de son invention, chef-
d'œuvre d'utilité et de conception qui lui a
procuré le double avantage d'accélérer ses
réussites et de ne pas compromettre ses jours.

Combien d'autres découvertes utiles n'a-
t-on pas dûes à des hommes favorisés de la
seule nature, et qui ne siégèrent jamais sur le
banc des écoles! Quand on en recueille de bons
fruits, que nous importe la culture de l'arbre

qui les produit, quelle que soit d'ailleurs la main qui l'a planté !

Dépouillons-nous de toute fierté, croyez-moi ; rendons au hasard et à la nature ce qui leur appartient. Vous ne vous glorifierez alors ni de la découverte de la vaccine, ni de la vertu du quinquina, comme je ne me vanterai pas de celle de mon spécifique anti-cholérique, dont j'avoue devoir la connaissance et le mode d'emploi à l'amitié d'un médecin étranger. Notre vrai mérite à tous consiste dans la sage distribution des trésors que l'étude, le hasard et la nature, aidés de l'expérience, ont mis entre nos mains. C'est par des observations suivies, quant au traitement du choléra, surtout ; qui vous a trouvés si complètement en défaut, que vous combattrez plus heureusement à l'avenir les atteintes de ce cruel mal, dans la supposition du retour de l'épidémie, ou d'un nouveau développement des germes qui, selon la *Gazette de médecine*, subsisteraient constamment dans la capitale, et particulièrement dans plusieurs de nos hôpitaux.

J'oserai, quant à présent, m'élever contre ces déclarations pour le moins indiscrètes ; mais si cette épidémie revenait avec le printemps, n'allez pas croire, mes chers confrères, que je restasse impassible dans une semblable calamité. Toutefois, rassurez-vous sur mes prétentions à profiter d'un lucre qu'elle vous apporterait nécessairement, et que l'article de la *Gazette*, fait soupçonner vous être fort à cœur. Quoique je convienne avec vous que chaque profession doive nourrir son homme, je me contenterai, comme toujours, des bénéfices de mon premier métier, et vous laisserai récolter à vous seuls l'abondante moisson que vous craignez de partager avec moi, et dont vous vous montrez si jaloux. Je n'en persisterai pas moins dans mes généreux efforts, autant que l'occasion s'en présentera, pour vous la rendre moins productive; je soutiendrai avec persévérance, envers vous et contre tous, qu'il n'est aucun membre de la société qui ne lui doive l'appui de ses forces, l'emploi de ses richesses, les ressources de ses connaissances, alors que l'humanité les réclame. Ne sera-t-il pas toujours du devoir d'un bon nageur de se précipiter dans les eaux pour sauver le malheureux qu'elles menacent d'engloutir? N'aurait-il pas un cœur de rocher, celui qui, témoin d'un violent incendie, et bien dispos, ne

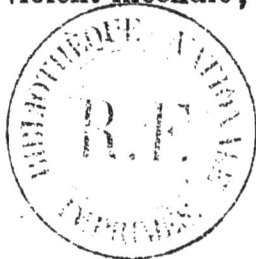

2

volerait pas au secours d'une mère au déses-
poir qui l'appelerait sur les poutres embrasées
qu'elle ne craint pas de franchir, pour dérober
le berceau de son fils endormi aux flammes
dévorantes prêtes à l'envelopper? Ne s'élève-
rait-il pas un cri d'indignation contre tout in-
dividu qui, voyant un assassin armé d'un poi-
gnard et le bras levé pour en frapper sa victime,
ne s'empresserait de détourner le coup meur-
trier, s'il était en son pouvoir de le faire? Eh
bien! pourrais-je croire que l'on voulut sérieusement exiger de moi cette impassibilité que l'on
blâmerait dans autrui? Non, et toujours non.
Ce n'est pas une pareille abnégation de tout
sentiment humain que m'a commandée la
sentence obtenue contre moi : j'augure mieux
de la conscience de mes juges quand elle sera
plus éclairée que n'a permis de le faire sans
doute la multiplicité des affaires soumises à
l'audience du 19 janvier 1833.

Ah ! si on avait daigné l'entendre, ce citoyen
reconnaissant de l'existence qu'il doit à l'application de ma méthode, le tribunal ne m'eût
point condamné : le public qui ne suppose
point qu'une législation soit absurde, cassera,
je n'en doute pas, l'arrêt surpris à la religion

de mes juges, lorsqu'il reconnaîtra, entr'autres, la cure incontestable du cholérique due
je vais nommer.

Un jour, je fus prévenu qu'un particulier,
subitement atteint de l'épidémie, venait d'être
transporté à la préfecture départementale de la
Seine et que la décomposition de ses traits semblait le présage d'une mort imminente. Je ju-
geai sur ce rapport, qu'il n'y avait pas un instant
à perdre, pour lui administrer mon remède et
je courus de suite à la préfecture qui, fort heureusement pour le malade, n'est qu'à deux pas
de mon domicile : aidé des assistans, je me hâ-
tai de donner le breuvage souverain dont le
premier effet fit disparaître, en moins de dix
minutes, le masque de plomb de ce cholérique qui, bientôt après, recouvra la raison et
fut hors de tout danger.

A cette époque, cependant, la saisie de mes
papiers avait eu lieu et j'étais menacé des poursuites les plus sévères, dans le cas où je conti-
nuerais d'exercer. Serais-je donc plus coupable
encore, pour n'avoir écouté dans cette pres-
sante occasion, que la voix de ma conscience ?
On me dirait cent et cent fois, oui ! que je
n'en croirais rien ; et, à coup sûr, M. Segalas,

que le public avait reconnu dès le moment de
sa chute, serait de mon avis.

Cet avocat du barreau de Paris a pour frère
un médecin que l'on s'était empressé d'aller
prévenir du cas presque désespéré du malade;
et malgré l'empressement du docteur à rem-
plir le devoir fraternel qui l'appelait en cette
circonstance toute particulière, il n'arriva que
pour être témoin du succès le plus complet de
la vertu de mon spécifique. Il joignit alors
ses éloges et ses remerciemens aux témoignages
de gratitude que me prodiguaient et le public
et mon convalescent. Je dois dire que ce dernier n'a point oublié le service que je lui ai rendu,
et il m'en a donné la preuve la plus sensible,
en comparaissant, sur mon invitation, à l'audience du 19 janvier, pour y attester au besoin
l'effet merveilleux du remède qu'il reconnaît
lui avoir rendu la vie. Mais ce fut envain que
je priai monsieur le Président de recevoir sa
déclaration : il ne voulut entendre autre chose
si ce n'est qu'ayant exercé la profession de médecin, sans diplôme, j'avais encouru l'application des peines rémémorées par le ministère
public, pour contravention aux articles 25 et
26 de la loi du 21 ventose an 11.

Je ne cite spécialement cette cure, parmi le grand nombre de celles que j'ai opérées dans le traitement du choléra, que parce qu'elle ne peut être démentie en raison de sa publicité et de la foi que l'on peut ajouter à la déclaration de deux personnages bien connus, jouissant d'une réputation méritée, l'un comme médecin, l'autre comme avocat : l'exposé de ce seul fait suffira, je le pense, pour me dispenser d'une plus longue énumération des succès dont je ne me targue qu'avec une entière conviction de l'efficacité de mon remède, conviction maintenue par l'expérience. Quel est celui d'entre Messieurs mes confrères qui oserait, ainsi que moi, attacher au chevet du lit du cholérique qu'il a traité, l'épigraphe mise en tête de cet écrit : *Finis coronat opus ?*

Vous membres de la Faculté qui m'avez poursuivi avec une sorte de fureur et qui m'avez institué médecin *malgré vous et malgré moi*, qu'auriez-vous à leur répondre, si j'évoquais les victimes de vos essais malencontreux ? Quoique vous m'ayez jeté le gand, vous vous êtes tenus à l'écart pendant le combat où vous m'avez engagé : vous avez tant de côtés faibles que je pourrais, sans risques, pousser ma vengeance

au-delà de cet écrit; mais je veux bien la bor-
ner à prier le tranchant Saint-Côme de vous
ouvrir les yeux et de ne pas satisfaire aux vœux
de la *Gazette médicale*, en s'opposant de tout
son crédit au retour du choléra-morbus dans
la capitale et autres lieux. En tout événement,
je vous attends de pied ferme sur tous les points
qu'il pourrait envahir de nouveau et sur les-
quels je serai nécessairement appelé d'après
l'importance que me donnent mes premières
cures, et le jugement même que vous venez
d'obtenir contre moi. On se dira que l'on ne
poursuit point ainsi, celui dont on n'a rien à
craindre, et que si la Faculté n'a point tenté de
procédure contre le distributeur des eaux dites
préservatrices du choléra, c'est qu'elles étaient
trop innocentes pour enlever la moindre prati-
que à l'un de ses membres.

  Par ces motifs et beaucoup d'autres que je me
contente de laisser entrevoir à mes lecteurs, ceux-
ci, du moins, pourront se prononcer entre mes
adversaires et moi, avec connaissance de cause :
on restera sûrement convaincu que, d'un côté,
tout n'est encore que *système* et que de l'autre
au contraire, tout est *positif;* d'où l'on con-
cluera que l'homme désintéressé dont on ne

peut nier les succès, mérite seul quelque con-
fiance, et on y aura recours, je vous le prédis,
Docteurs : il serait même possible que vous
missiez un jour le comble à ma bonne fortune,
en usant de mon remède pour votre propre
compte; et cela dans la crainte que le choléra
ne vous emporte, si vous aviez l'imprudence
d'essayer sur vous l'effet de vos scabreuses et
contradictoires ordonnances.

Paris, le 12 mars 1833.

LOGET ,

Rue du Pourtour Saint-Gervais , N.º 4

Imprimerie de MIGNERET, rue du Dragon, N.º 20.